MALATTIA EPATITE AUTOIMMUNE

Comprendere, trattare e gestire una condizione epatica cronica

DR. MATAMI JAMES

CONTENUTI

CAPITOLO 1

Introduzione alla malattia epatite autoimmune

L'epatite autoimmune è una malattia epatica cronica e progressiva che colpisce milioni di persone in tutto il mondo. In questo capitolo esploreremo la definizione, il contesto storico e la portata di questa malattia.

1.1 Definizione e spiegazione della malattia epatite autoimmune

L'epatite autoimmune è una condizione in cui il sistema immunitario del corpo attacca le cellule del fegato, provocando infiammazioni e danni. La malattia può manifestarsi a qualsiasi età ma è più comune nelle donne rispetto agli uomini. Esistono due tipi di epatite autoimmune - tipo 1 e tipo 2 - che vengono classificate in base alla presenza di determinati autoanticorpi nel sangue.

La causa esatta dell'epatite autoimmune è sconosciuta, ma si ritiene che fattori genetici e ambientali svolgano un ruolo.

I fattori di rischio più comuni includono una storia familiare della malattia, l'esposizione a determinati farmaci o tossine, infezioni virali e disturbi autoimmuni.

I sintomi dell'epatite autoimmune possono essere lievi o gravi e possono includere affaticamento, disturbi addominali, ittero e perdita di appetito. La malattia può anche portare a complicazioni come cirrosi, insufficienza epatica e cancro al fegato.

1.2 Contesto storico e scoperta

Il primo caso di epatite autoimmune fu segnalato nel 1950 da un medico di nome Waldenström, che descrisse un gruppo di pazienti con infiammazione cronica del fegato e autoanticorpi nel sangue. Nel corso degli anni, i ricercatori hanno compiuto progressi significativi nella comprensione della fisiopatologia, della diagnosi e del trattamento della malattia.

Negli anni '60, i ricercatori identificarono un tipo specifico di autoanticorpo chiamato anticorpo antinucleare (ANA) che è presente in molti pazienti affetti da epatite autoimmune. Negli anni '70 fu sviluppato un sistema di punteggio diagnostico che consentiva ai medici di valutare la gravità della malattia e monitorare la risposta dei pazienti al trattamento.

Negli ultimi anni, i progressi nei test genetici e nell'immunologia hanno portato a una migliore comprensione dei meccanismi alla base dell'epatite autoimmune. Tuttavia, c'è ancora molto da imparare sulla complessa patofisiologia della malattia e sulle strategie terapeutiche ottimali.

1.3 Portata e significato della malattia

L'epatite autoimmune è un grave problema di salute pubblica, con circa 2-3 milioni di persone colpite in tutto il mondo. La malattia può causare morbilità e mortalità significative e la diagnosi e il trattamento precoci sono fondamentali per migliorare i risultati dei pazienti.

Nonostante la disponibilità di trattamenti efficaci, molti pazienti affetti da epatite autoimmune continuano a presentare infiammazione cronica del fegato e progressione verso cirrosi, insufficienza epatica e cancro al fegato.

Sono necessarie ulteriori ricerche per migliorare la nostra comprensione della fisiopatologia della malattia, identificare nuovi bersagli terapeutici e sviluppare strategie di trattamento più efficaci.

CAPITOLO 2

Cause e fattori di rischio della malattia epatite autoimmune

La malattia epatite autoimmune è una condizione complessa con molteplici cause sottostanti e fattori di rischio. In questo capitolo esploreremo i vari fattori che contribuiscono allo sviluppo e alla progressione di questa malattia.

2.1 Genetica e storia familiare

La genetica gioca un ruolo significativo nella malattia autoimmune dell'epatite ed esiste un forte legame tra la malattia e alcuni geni dell'antigene leucocitario umano (HLA). Gli studi hanno dimostrato che gli individui con alleli HLA specifici, come HLA-DR3, HLA-DR4 e HLA-DRB1, corrono un rischio maggiore di sviluppare una malattia epatite autoimmune.

La storia familiare è un altro importante fattore di rischio, poiché la malattia è più comune tra gli individui con parenti a cui sono state diagnosticate malattie autoimmuni o disturbi epatici.

2.2 Fattori ambientali

Fattori ambientali, come l'esposizione a determinati farmaci e tossine, possono scatenare l'epatite autoimmune in individui geneticamente predisposti. Farmaci come la nitrofurantoina, la minociclina e la metildopa sono stati implicati nello sviluppo della malattia epatite autoimmune.

Altri fattori ambientali che possono contribuire alla malattia includono l'esposizione a virus, batteri e altri agenti infettivi. In particolare, l'infezione da virus dell'epatite C (HCV) è stata collegata allo sviluppo della malattia epatite autoimmune.

Le infezioni possono scatenare l'epatite autoimmune in soggetti predisposti, soprattutto in coloro che hanno una predisposizione genetica alla malattia. Le infezioni virali come l'epatite A, B e C, così come il citomegalovirus (CMV) e il virus Epstein-Barr (EBV), sono state collegate allo sviluppo della malattia epatite autoimmune.

Altri fattori scatenanti che possono esacerbare la malattia includono alcol, obesità e alcuni disturbi autoimmuni come l'artrite reumatoide, il lupus e la tiroidite.

Altri fattori di rischio che possono contribuire allo sviluppo dell'epatite autoimmune includono sesso, età e razza. Le donne hanno maggiori probabilità di sviluppare la malattia rispetto agli uomini e la malattia viene più comunemente diagnosticata in individui di età compresa tra 15 e 40 anni. Anche alcuni gruppi etnici, come gli ispanici e i caucasici, corrono un rischio maggiore di sviluppare la malattia.

Altri fattori che contribuiscono allo sviluppo dell'epatite autoimmune includono squilibri nel microbioma intestinale, stress e cambiamenti ormonali.

In conclusione, l'epatite autoimmune è una condizione multifattoriale con molteplici cause sottostanti e fattori di rischio. Una migliore comprensione di questi fattori è fondamentale per lo sviluppo di efficaci strategie di prevenzione e trattamento.

CAPITOLO 3

Sintomi e diagnosi della malattia epatite autoimmune

L'epatite autoimmune è una malattia epatica cronica che può essere difficile da diagnosticare a causa dei suoi sintomi vari e non specifici. In questo capitolo esploreremo i diversi tipi di malattia epatite autoimmune, i sintomi e i segni comuni e le procedure diagnostiche utilizzate per confermare una diagnosi.

3.1 Tipi di malattie epatitiche autoimmuni

Esistono due tipi principali di epatite autoimmune: tipo 1 e tipo 2. Il tipo 1 è la forma più comune della malattia ed è caratterizzata dalla presenza di anticorpi contro la muscolatura liscia (SMA) e/o i microsomi epatici/renali (LKM) . Il tipo 2 è meno comune ed è caratterizzato dalla presenza di anticorpi contro i microsomi epatici/renali di tipo 1 (LKM-1) e/o il citosol epatico di tipo 1 (LC-1).

3.2 Sintomi e segni

I sintomi della malattia epatite autoimmune possono variare ampiamente e alcuni pazienti possono essere asintomatici per un lungo periodo di tempo. I sintomi e i segni comuni includono:

- Fatica

- Fastidio o dolore addominale

- Ittero

- Prurito

- Nausea e vomito

- Perdita di appetito

- Dolore o gonfiore articolare

- Angiomi a ragno (vasi sanguigni piccoli, rossi, simili a ragni sulla pelle)

In alcuni casi, l'epatite autoimmune può presentarsi con sintomi acuti, come febbre, dolore addominale e fegato ingrossato. Questa è nota come epatite autoimmune acuta e può rapidamente progredire fino all'insufficienza epatica se non trattata.

3.3 Test di laboratorio e studi di imaging

I test di laboratorio e gli studi di imaging sono essenziali per la diagnosi della malattia epatite autoimmune. Gli esami del sangue possono rilevare la presenza di autoanticorpi, enzimi epatici elevati e segni di infiammazione del fegato. Anche gli studi di imaging, come l'ecografia, la TAC o la risonanza magnetica, possono aiutare a identificare il danno epatico ed escludere altre malattie del fegato.

3.4 Criteri e procedure diagnostiche

La diagnosi di epatite autoimmune si basa su una combinazione di risultati clinici, risultati di laboratorio e studi di imaging. I criteri diagnostici per l'epatite autoimmune comprendono la presenza di autoanticorpi, enzimi epatici elevati e evidenza di infiammazione epatica alla biopsia epatica.

La biopsia epatica è il gold standard per la diagnosi dell'epatite autoimmune, poiché può fornire una valutazione dettagliata del grado di danno epatico e della presenza di infiammazione e fibrosi.

In conclusione, la diagnosi della malattia epatite autoimmune può essere difficile a causa dei suoi sintomi vari e non specifici. Per una diagnosi accurata è necessaria una valutazione approfondita, che comprenda test di laboratorio, studi di imaging e biopsia epatica. La diagnosi precoce e il trattamento sono fondamentali per prevenire la progressione della malattia e ridurre al minimo il rischio di complicanze.

CAPITOLO 4

Trattamento e gestione della malattia epatite autoimmune

L'epatite autoimmune è una malattia autoimmune cronica che richiede una gestione a lungo termine per prevenire complicanze e mantenere la funzionalità epatica. In questo capitolo discuteremo delle varie opzioni terapeutiche disponibili per l'epatite autoimmune, compresi i farmaci, le modifiche dello stile di vita, la chirurgia e le terapie alternative.

4.1 Farmaci e farmaci utilizzati per il trattamento

Il cardine del trattamento per l'epatite autoimmune sono i farmaci che sopprimono il sistema immunitario e riducono l'infiammazione del fegato. I farmaci più comunemente usati per la malattia epatite autoimmune includono:

- Corticosteroidi: questi farmaci, come il prednisone e la budesonide, vengono utilizzati per ridurre l'infiammazione e sopprimere il sistema immunitario.

- Azatioprina: questo farmaco immunosoppressore viene spesso utilizzato in combinazione con corticosteroidi per mantenere la remissione e ridurre il rischio di recidiva.

- Micofenolato mofetile: questo farmaco è un'alternativa all'azatioprina e viene utilizzato per i pazienti che non tollerano o non rispondono all'azatioprina.

L'obiettivo della terapia farmacologica è indurre la remissione e mantenerla a lungo termine. I pazienti devono essere monitorati attentamente per gli effetti collaterali e potrebbero richiedere aggiustamenti al loro regime terapeutico nel tempo.

4.2 Modifiche alla dieta e allo stile di vita

Oltre alla terapia farmacologica, le modifiche alla dieta e allo stile di vita possono aiutare a gestire l'epatite autoimmune. Si consiglia ai pazienti di evitare l'alcol e di mantenere un peso sano attraverso una dieta equilibrata e un regolare esercizio fisico. In alcuni casi, può essere raccomandata una dieta a basso contenuto di sale per ridurre la ritenzione di liquidi e il gonfiore.

I pazienti dovrebbero anche adottare misure per ridurre lo stress e riposarsi adeguatamente, poiché lo stress e l'affaticamento possono peggiorare i sintomi autoimmuni.

Nei casi gravi di malattia epatite autoimmune, possono essere necessari l'intervento chirurgico e il trapianto di fegato. Può essere eseguito un intervento chirurgico per rimuovere parte del fegato o per alleviare la pressione sul fegato causata da un ingrossamento della milza. Il trapianto di fegato è un'opzione terapeutica per i pazienti con malattia epatica allo stadio terminale o per coloro che non rispondono alla terapia medica.

Terapie alternative e complementari, come integratori a base di erbe, agopuntura e yoga, possono essere utilizzate anche per gestire i sintomi e migliorare la qualità della vita. Tuttavia, è importante discutere queste terapie con un operatore sanitario e utilizzarle insieme al trattamento medico convenzionale.

In conclusione, l'epatite autoimmune è una malattia autoimmune cronica che richiede una gestione a lungo termine. La terapia farmacologica, le modifiche della dieta e dello stile di vita, la chirurgia o il trapianto di fegato possono essere utilizzati per gestire i sintomi e prevenire le complicanze. I pazienti dovrebbero lavorare a stretto contatto con i loro operatori sanitari per sviluppare un piano di trattamento personalizzato e monitorare la loro condizione nel tempo.

CAPITOLO 5

Affrontare la malattia epatite autoimmune

La malattia epatite autoimmune può avere un impatto significativo sul benessere emotivo e psicologico del paziente. In questo capitolo discuteremo dell'impatto emotivo e psicologico della malattia, dei gruppi di supporto e delle risorse disponibili, delle strategie di coping e dei suggerimenti per aiutare i pazienti a gestire le sfide della convivenza con l'epatite autoimmune.

5.1 Impatto emotivo e psicologico della malattia

La diagnosi di una malattia cronica come l'epatite autoimmune può essere travolgente e può avere un impatto significativo sul benessere emotivo e psicologico del paziente. I pazienti possono provare una serie di emozioni, tra cui rabbia, paura, ansia e depressione. Potrebbero anche sentirsi isolati o sopraffatti dalle esigenze di gestire la loro condizione.

È importante che i pazienti riconoscano l'impatto emotivo e psicologico della malattia e cerchino supporto e risorse per aiutarli ad affrontarla.

5.2 Gruppi di supporto e risorse

Esistono molti gruppi di supporto e risorse disponibili per aiutare i pazienti affetti da epatite autoimmune a gestire l'impatto emotivo e psicologico della malattia. Questi possono includere:

Gruppi di supporto: i gruppi di supporto possono fornire ai pazienti un ambiente sicuro e di supporto per condividere le loro esperienze, connettersi con altri che hanno condizioni simili e apprendere strategie e suggerimenti per affrontare la malattia.

Consulenza e terapia: la consulenza e la terapia possono aiutare i pazienti a gestire l'impatto emotivo e psicologico della malattia, ad apprendere strategie di coping e a migliorare la qualità complessiva della vita.

Risorse online: sono disponibili molte risorse online per i pazienti affetti da epatite autoimmune, inclusi materiali didattici, forum e gruppi di supporto online.

5.3 Strategie e suggerimenti per affrontare la situazione

Oltre a cercare supporto e risorse, ci sono molte strategie e suggerimenti per affrontare la malattia che possono aiutare i pazienti a gestire le sfide della convivenza con la malattia da epatite autoimmune. Questi possono includere:

- Imparare a conoscere la malattia: i pazienti possono potenziarsi imparando quanto più possibile sulla malattia, sui suoi sintomi e sulle opzioni di trattamento.

- Sviluppare un sistema di supporto: i pazienti possono rivolgersi a familiari, amici e operatori sanitari per ricevere supporto e aiuto.

- Rimanere positivi: rimanere positivi e concentrarsi sulle cose che portano gioia e felicità possono aiutare i pazienti a gestire l'impatto emotivo e psicologico della malattia.

- Gestione dello stress: i pazienti possono gestire lo stress attraverso attività come la meditazione, la respirazione profonda o lo yoga.

- Mantenimento di uno stile di vita sano: i pazienti possono mantenere uno stile di vita sano seguendo una dieta equilibrata, facendo esercizio fisico regolare ed evitando alcol e tabacco.

In conclusione, convivere con l'epatite autoimmune può essere difficile, ma sono disponibili molte risorse e strategie di coping per aiutare i pazienti a gestire l'impatto emotivo e psicologico della malattia. Cercando supporto, sviluppando strategie di coping e mantenendo uno stile di vita sano, i pazienti possono migliorare la loro qualità di vita e gestire le sfide della convivenza con la malattia epatite autoimmune.

CAPITOLO 6

Prevenzione e prognosi

L'epatite autoimmune è una condizione cronica che richiede gestione e monitoraggio continui. In questo capitolo discuteremo delle strategie di prevenzione e dei cambiamenti nello stile di vita, della prognosi e delle prospettive a lungo termine per i pazienti affetti da epatite autoimmune e delle potenziali complicanze e rischi.

6.1 Strategie di prevenzione e cambiamenti nello stile di vita

Non esiste un modo noto per prevenire l'epatite autoimmune, ma ci sono alcune strategie e cambiamenti nello stile di vita che i pazienti possono adottare per aiutare a gestire la malattia e ridurre il rischio di complicanze. Questi possono includere:

- Mantenimento di uno stile di vita sano: i pazienti dovrebbero mirare a mantenere uno stile di vita sano seguendo una dieta equilibrata, facendo esercizio fisico regolare, evitando alcol e tabacco e riposandosi e dormendo a sufficienza.

- Evitare i fattori scatenanti: i pazienti dovrebbero collaborare con il proprio medico per identificare ed evitare i fattori scatenanti che possono esacerbare i loro sintomi o causare riacutizzazioni.

- Vaccinarsi: i pazienti devono assicurarsi di essere aggiornati su tutti i vaccini raccomandati, compresi i vaccini per l'epatite A e B.

- Gestione di altre condizioni di salute: i pazienti affetti da epatite autoimmune possono avere anche altre condizioni di salute che richiedono una gestione, come il diabete o l'ipertensione. È importante che i pazienti collaborino con il proprio medico per gestire queste condizioni in modo efficace.

6.2 Prognosi e prospettive a lungo termine

La prognosi per i pazienti affetti da epatite autoimmune varia a seconda della gravità della malattia e della rapidità con cui viene diagnosticata e trattata. Con un trattamento e una gestione adeguati, molti pazienti possono ottenere la remissione e condurre una vita relativamente normale.

Tuttavia, alcuni pazienti possono manifestare complicazioni o richiedere un trattamento continuo per gestire i sintomi. In rari casi, la malattia può progredire fino alla cirrosi o all'insufficienza epatica, che può essere pericolosa per la vita.

È importante che i pazienti lavorino a stretto contatto con il proprio medico per monitorare le loro condizioni e adattare il piano di trattamento secondo necessità. Controlli e monitoraggio regolari possono aiutare a identificare precocemente eventuali complicazioni e prevenire ulteriori danni al fegato.

6.3 Complicanze e potenziali rischi

Le complicanze della malattia da epatite autoimmune possono includere:

- Cirrosi: nel tempo, l'infiammazione causata dalla malattia può portare alla cicatrizzazione del fegato, che può progredire fino alla cirrosi.

- Insufficienza epatica: nei casi più gravi, la malattia da epatite autoimmune può portare a insufficienza epatica, che può essere pericolosa per la vita e può richiedere un trapianto di fegato.

- Aumento del rischio di cancro al fegato: i pazienti con cirrosi o epatite autoimmune di lunga durata possono avere un rischio maggiore di sviluppare cancro al fegato.

I pazienti dovrebbero lavorare a stretto contatto con il proprio medico per monitorare le loro condizioni e gestire eventuali complicazioni o potenziali rischi. Con un trattamento e una gestione adeguati, molti pazienti possono ottenere la remissione e condurre una vita sana e produttiva.

CAPITOLO 7

Conclusione e direzioni future

In questo capitolo finale riassumeremo i punti chiave discussi in questo libro, comprese le cause, i sintomi, la diagnosi, il trattamento e la gestione della malattia epatite autoimmune. Discuteremo anche della ricerca emergente e delle direzioni future per il trattamento e la gestione di questa condizione e forniremo alcune riflessioni e raccomandazioni finali per i pazienti e gli operatori sanitari.

7.1 Riepilogo del contenuto del libro e punti salienti

L'epatite autoimmune è una condizione cronica che può portare a danni al fegato e altre complicazioni se non trattata. È causata da una risposta immunitaria anormale che prende di mira le cellule del fegato, causando infiammazione e danni.

I sintomi dell'epatite autoimmune possono variare ampiamente, ma possono includere affaticamento, dolore addominale, ittero e altri sintomi. La diagnosi di solito prevede una combinazione di esami del sangue, studi di imaging e biopsia epatica.

Il trattamento prevede in genere farmaci per sopprimere il sistema immunitario e ridurre l'infiammazione, nonché modifiche dello stile di vita per sostenere la salute del fegato. Nei casi più gravi può essere necessario il trapianto di fegato.

La prognosi per i pazienti affetti da epatite autoimmune varia, ma con un trattamento e una gestione adeguati, molti pazienti possono ottenere la remissione e condurre una vita sana e produttiva.

Sebbene gli attuali trattamenti per l'epatite autoimmune siano efficaci per molti pazienti, è in corso una ricerca volta a sviluppare nuove terapie e a migliorare quelle esistenti. Alcune aree di ricerca emergente includono:

- Biomarcatori per la diagnosi e il monitoraggio: i ricercatori stanno esplorando nuovi biomarcatori che possano aiutare a diagnosticare e monitorare la malattia da epatite autoimmune in modo più accurato e non invasivo.

- Nuovi farmaci e approcci terapeutici: i ricercatori stanno esplorando nuovi farmaci e approcci terapeutici che possono migliorare i risultati per i pazienti affetti da epatite autoimmune e ridurre il rischio di complicanze.

- Medicina di precisione: i ricercatori stanno esplorando l'uso di approcci di medicina di precisione per adattare i piani di trattamento ai singoli pazienti in base alle loro caratteristiche genetiche e di altro tipo.

7.3 Considerazioni finali e raccomandazioni

La malattia epatite autoimmune è una condizione grave che richiede gestione e monitoraggio continui. I pazienti dovrebbero lavorare a stretto contatto con il proprio medico per sviluppare un piano di trattamento personalizzato che soddisfi le loro esigenze e obiettivi individuali.

Anche le modifiche dello stile di vita, come il mantenimento di una dieta sana e l'esercizio fisico regolare, possono aiutare a sostenere la salute del fegato e migliorare il benessere generale.

Infine, è importante che i pazienti rimangano aggiornati sulle ultime ricerche e opzioni terapeutiche per l'epatite autoimmune e collaborino con il proprio medico per adattare il piano di trattamento secondo necessità. Con la cura e la gestione continua, molti pazienti possono ottenere la remissione e condurre una vita sana e produttiva.